TRAITEMENT CURATIF
DES MALADIES
DE LA GORGE ET DU NEZ
ET DES
SURDITÉS CATARRHALES

ÉTUDE PRATIQUE
DU
GARGARISME
LARYNGO-NASAL

PAR
LE Dr GUINIER

Ancien chef de clinique et professeur agrégé de la Faculté de Médecine de Montpellier
Médecin aux eaux de Cauterets et à Pau

PARIS
GERMER BAILLIÈRE, LIBRAIRE-ÉDITEUR
108, Boulevard St-Germain, 108

PAU
CAZAUX, LIBRAIRE-ÉDITEUR
Succursale à Cauterets

TRAITEMENT CURATIF

DES MALADIES

DE LA GORGE ET DU NEZ

ET DES

SURDITÉS CATARRHALES

ÉTUDE PRATIQUE

DU

GARGARISME

LARYNGO-NASAL

PAR

LE Dr GUINIER

Ancien chef de clinique et professeur agrégé de la Faculté de Médecine de Montpellier
Médecin aux eaux de Cauterets et à Pau

PARIS

GERMER BAILLIÈRE, LIBRAIRE-ÉDITEUR

108, Boulevard St-Germain, 108

PAU

CAZAUX, LIBRAIRE-ÉDITEUR

Succursale à Cauterets

ÉTUDE PRATIQUE

DU

GARGARISME

LARYNGO-NASAL

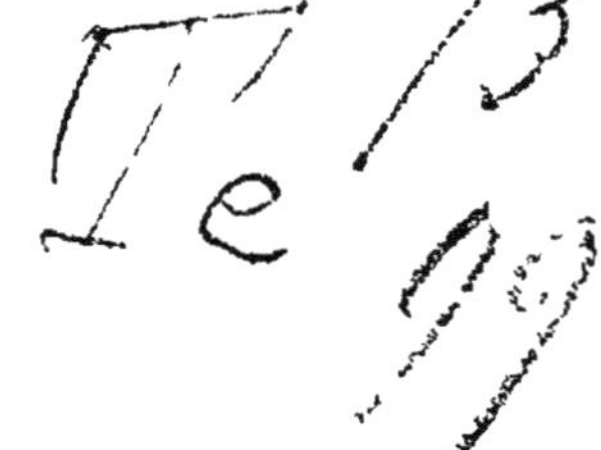

TRAITEMENT CURATIF
DES MALADIES
DE LA GORGE ET DU NEZ
ET DES
SURDITÉS CATARRHALES

ÉTUDE PRATIQUE
DU
GARGARISME
LARYNGO-NASAL

PAR

LE Dr GUINIER

Ancien chef de clinique et professeur agrégé de la Faculté de Médecine de Montpellier
Médecin aux eaux de Cauterets et à Pau

PARIS
GERMER BAILLIÈRE, LIBRAIRE-ÉDITEUR
108, Boulevard St-Germain, 108

PAU
G. CAZAUX, LIBRAIRE-ÉDITEUR
Succursale à Cauterets

TRAITEMENT

DES

MALADIES DE LA GORGE ET DU NEZ

ET DES

SURDITÉS CATARRHALES

ÉTUDE PRATIQUE

DU

GARGARISME LARYNGO-NASAL

> J'ai vu des malades qui pouvaient à
> volonté, en prenant l'eau dans la bouche,
> la faire revenir par le nez.
> NOEL GUENEAU DE MUSSY.

Longtemps on a cru, et quelques médecins croient encore, que l'épiglotte protège assez efficacement la cavité du larynx pour que rien ne puisse pénétrer jusque sur la glotte; et cependant, en présence d'un simple catarrhe *accompagné d'enrouement*, c'est-à-dire intéressant expressément l'appareil vocal, on n'hésite pas à prescrire des adoucissants locaux, tels que des tisanes, des *gargarismes*, et le succès encourage cette médication, devenue banale. Le fait constaté, la guérison obtenue, on ne s'arrête pas à en chercher l'explication. C'est qu'en effet il y a là tout un mécanisme des plus délicats, dont peu de personnes se rendent compte ; sa connaissance m'a été révélée par des expériences déjà anciennes, et je me propose d'en présenter l'explication, avec tous ses détails pratiques, dans ce travail.

L'art du gargarisme, perfectionné par une méthode que je vais faire connaître, m'a d'abord aidé à me débarrasser d'une de ces angines glanduleuses tenaces qui compromettait ma carrière dans l'enseignement supérieur, et il me donne depuis quinze ans de trop beaux résultats, à Cauterets, pour ne pas être vulgarisé et mieux recommandé qu'il ne l'est encore.

Il s'adresse à des maladies trop communes, et contre lesquelles échouent trop souvent tous les efforts de la médecine la mieux dirigée, pour que son étude ne présente pas un légitime intérêt.

Le nombre toujours croissant des maux de gorge de toute nature, des angines glanduleuses ou herpétiques, des laryngites chroniques, d'une grande variété de lésions profondes du nez dues souvent à des ulcérations de mauvaise nature, de certains cas enfin de surdité catarrhale ou rhumatismale, qui vont chercher, tous les ans, aux eaux minérales, le soulagement en vain demandé à des traitements longs et ennuyeux, me fait un devoir d'appeler l'attention du public médical sur les résultats acquis et d'apprendre aux malades l'art nécessaire pour en atténuer et en guérir les lésions.

C'est dans la ville thermale la plus réputée pour la spécialité de son action sur toutes ces maladies si variées dans leur forme, si dissemblables par leur nature, que j'ai complété mes recherches expérimentales pratiques. Je puis donc les donner aujourd'hui dans leur complet développement et avec la sanction de quinze années d'observations sur la plupart des malades que mes confrères m'adressent tous les ans à Cauterets.

Effet général et remarquable du gargarisme sulfureux.

J'ai fait des expériences comparatives sur moi-même et sur plusieurs milliers de malades

affectés d'*angines glanduleuses*, et je me suis
assuré que la gargarisation patiente et persévérante de l'eau de La Raillère, à la source, pouvait,
à elle seule, faire disparaître totalement dans un
délai variable, mais qui n'a jamais dépassé trente
jours, tous les accidents locaux de ces sortes
d'angines, et jusqu'aux plus volumineuses granulations glandulaires. Mais, pour obtenir ce
résultat, il est nécessaire de se soumettre à des
séances de gargarisations sérieuses et méthodiques, si l'on veut les rendre efficaces.

Or, peu de personne savent, dès le début,
convenablement se gargariser.

Sans entrer, ici, dans une discussion expérimentale technique, que j'ai donnée ailleurs(1),
avec tous ses développements et mes expériences physiologiques originales de laryngoscopie, je vais m'appliquer à donner d'abord la
manière pratique de bien procéder.

Sans doute, il est plus facile de transmettre
de vive voix une démonstration, de faire ce que
j'appelerai un *enseignement traditionnel*, —
c'est-à-dire de montrer, en même temps qu'on

---

(1) *Le laryngoscope à Cauterets.* — Etude du *gargarisme
laryngien.* Paris, 1868, in-8, avec planches.

la décrit de vive voix, l'opération mécanique qu'il faut réellement exécuter, et, depuis de longues années, je ne m'y épargne pas dans mon cabinet, à Cauterets ; — mais il est toujours possible d'établir quelques règles pratiques ; et l'intelligence du lecteur, aidée d'un peu de patience et d'exercice, suppléera, j'en ai la conviction, à l'absence du démonstrateur.

D'autre part, si, dans nos vastes salles de gargarisme toujours si populeuses, peu de personnes savent, dès la première séance, introduire le liquide jusqu'à la profondeur nécessaire, il est certain que lorsque les organes se sont habitués à ce contact et à cette ablution, lorsque la muqueuse du gosier a été lubrifiée plusieurs fois de suite par l'eau sulfureuse, les contractions premières et involontaires des parties profondes de la bouche font place à une détente spontanée qui ne tarde pas à permettre l'introduction du liquide jusque dans le vestibule du larynx, point extrême et très important de sa course.

Nos gargariseurs s'instruisent d'ailleurs les uns les autres et cet enseignement mutuel est souvent le meilleur. On s'encourage mutuellement dans un exercice commun ; les plus habiles guident les autres : tel, fort novice et maladroit au début, devient professeur à son heure, quelquefois sans s'en douter et par son seul exemple; et tous arrivent à la fin à opérer convenablement après un exercice plus ou moins répété. Adroits et méthodiques à leur tour, ils font alors une physiologie expérimentale très savante, — tout comme M. Jourdain faisait de la prose, — *sans le savoir*.

Comment donc faut-il procéder pour obtenir le plus rapidement possible le résultat désiré?

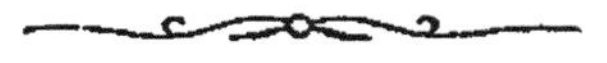

PREMIÈRE PARTIE

DU GARGARISME LARYNGIEN

Règle pratique du gargarisme laryngien.

Pour pratiquer le *gargarisme laryngien*, il suffit d'un peu de patience et de bonne volonté; ajoutez-y un peu de persévérance; lisez d'abord avec attention ce qui va suivre, et vous ferez comme tout le monde, — très bien en très peu de temps.

Exercice préparatoire à sec.

Apprendre à ouvrir largement le gosier et le larynx; importance de l'articulation du son a, *du baillement.*

Quelques exercices préparatoires à sec, que chacun peut pratiquer devant sa glace à toilette, rendront la chose très facile.

Avant tout, il faut apprendre à ouvrir largement le gosier et le larynx.

Pour cela il suffit de parler la bouche bien ouverte, et d'examiner ce qui se passe au fond du gosier pendant les exercices que je vais décrire.

L'émission du son *aaaa*, le baillement, en forment la partie essentielle.

Ce qu'il faut surtout considérer, ce qu'il faut regarder avec la plus grande attention, ce sont les mouvements de la luette et ceux de la base de la langue. Et maintenant suivez moi bien.

Première position de la luette. — Si, placé devant une glace et l'œil fixé sur l'ouverture de vos lèvres, vous prononcez,—en écartant bien les lèvres et les dents, d'une voix naturelle et forte,— le mot *papa, paaapaaa*, vous observerez qu'à chaque émission prolongée du son *a*, la *luette s'élève*, et qu'elle s'applique à la partie supérieure du gosier.

Prolongez naturellement et le plus longtemps possible le son *a*, — sans reprendre haleine, comme on file une note, — la luette restera fortement relevée et la paroi postérieure ou *le fond du gosier sera mis à découvert*.

Passez maintenant du son *aaaa* au son *œœœœ*, *êêêê*, en cherchant à imiter le *bélement*, et vous constaterez un élargissement progressif du fond de votre gosier : la luette reste immobile toujours relevée, mais un mouvement très appréciable se produit du côté de la base de la langue. Cette *base de la langue*, jusqu'alors inactive, s'aplatit, se déprime et *se creuse* au fond du gosier; en même temps vous éprouvez la sensation précise d'un certain mouvement de contraction dans sa masse.

Une espèce *d'entonnoir* se forme vers le larynx.

Parcourez, en bêlant lentement, tous les tons de la gamme, et vous observerez que l'entonnoir du fond de la bouche s'élargit encore et paraît se creuser davantage dans les notes graves.

Enfin si, au cours de cet exercice et au moment même de l'émission des notes graves, vous essayez de bâiller, — ce qui vous sera facile, — vous verrez cet élargissement guttural atteindre sa plus grande proportion.

Répétez et variez cet exercice plusieurs fois; vous vous rendrez compte d'abord de son extrême facilité, et, cherchant à bien voir votre gosier, vous rendrez son examen possible sans le secours d'aucune cuillère ou abaisse-langue quelconque.

C'est ce que j'appelle la *Première position de la luette.*

Premier gargarisme laryngien méthodique

*Se garder de reprendre haleine ; Réserve d'air ;
Bouillonnement laryngien ; Comment il faut
reprendre haleine.*

Quand, — soit à l'aide de l'émission d'un son,
en bêlant, soit d'une manière silencieuse, en
bâillant, — vous serez parvenu à bien former
l'entonnoir du fond de la bouche, que vous
manierez sans effort et naturellement votre
luette, que vous serez bien maître enfin de tous
les mouvements de votre gosier et surtout que
vous vous en rendrez bien compte, alors, mais
alors seulement, essayez, avec la certitude du
succès, votre premier *gargarisme laryngien.*

Placez-vous devant votre glace ; prenez dans
la bouche un cuillerée à dessert environ d'eau
modérément tiède ou de lait ; relevez légèrement
la tête ; cherchez à former l'entonnoir guttural,
surtout ne respirez pas, et vous sentirez et vous
verrez le liquide descendre, par son propre
poids, dans votre gosier ; si sa quantité est assez
petite, il y disparaîtra tout-à-fait ; il sera alors
parvenu dans le vestibule du larynx, petite
cavité placée au-dessous de la base de la langue.

Se garder de reprendre haleine. — Je viens de vous conseiller de ne pas respirer pendant l'expérience ; cela vous sera aisé si, au moment de prendre le liquide dans la bouche, vous avez eu le soin de faire une grande inspiration, de manière à vous remplir la poitrine d'air.

Réserve d'air. — La poitrine, — remarquez-le bien, — doit toujours être bien pleine d'air pendant le gargarisme ; il ne faut pas en effet que, pendant que le liquide est au fond de l'entonnoir guttural, vous éprouviez le *besoin de prendre haleine.* Vous éprouveriez alors en même temps un besoin invincible d'avaler ; et une partie du gargarisme s'en irait ainsi dans l'estomac (ce qu'il faut toujours éviter) ; ou bien encore, il pourrait vous arriver un accident plus désagréable que dangereux : *vous avaleriez de travers,* c'est-à-dire vous vous engoueriez. Je reviendrai plus loin sur cet accident pour en donner l'explication.

Si la poitrine est pleine d'air, vous pouvez garder cet air un instant ; c'est ce qui s'appelle *retenir la respiration.* Mais vous éprouverez bientôt le besoin de le rendre, c'est-à-dire de *l'expirer.*

Rien ne s'oppose à ce que vous exécutiez une *très-lente expiration* ; au contraire, cette expiration, bien graduée, vous sera fort utile ; elle vous permettra de prolonger convenablement le contact du liquide avec la muqueuse des parties profondes ; et, de plus, elle pourra vous donner la preuve matérielle que le liquide est bien dans le larynx.

Bouillonnement laryngien. — En effet si, par un expiration très-lente, vous rendez une portion de l'air remplissant votre poitrine pendant le gargarisme, vous produirez un bouillonnement (gargouillement ou bruit de glouglou) dont le bruit spécial, profond et comme caverneux, et la sensation vous indiqueront nettement le siége dans le larynx.

Comment il faut reprendre haleine. — Il faut toujours cracher le gargarisme avant d'avoir vidé complétement la poitrine, c'est-à-dire avant de pousser l'expiration à ses dernières limites ; il est important d'avoir toujours, en gargarisant, une certaine quantité d'air en réserve dans les poumons, afin de pouvoir le rendre après la sortie du liquide, et de retarder ainsi la nécessité de reprendre haleine. A défaut de cette précaution, vous pourriez être obligé de reprendre trop brusquement haleine, ce qui pourrait vous engouer désagréablement.

Résumé. — Pour gargariser méthodiquement, il faut apprendre à introduire le gargarisme dans le larynx.

Vous aurez la certitude de bien faire, quand, en gargarisant ou en ayant le liquide dans la bouche, vous ne pourrez pas reprendre haleine et vous n'éprouverez pas le besoin d'avaler.

Vous opérerez mal et sans profit, quand, en gargarisant ou en ayant le liquide dans la bouche, vous pourrez continuer à respirer par le nez ; vous serez alors dans l'obligation de renverser fortement la tête pour maintenir le liquide et vous ne pourrez éviter d'avaler au moins quelques gouttes.

Enfin, le bruit du glouglou, selon qu'il aura son siége dans la bouche ou dans la profondeur du cou, vous donnera la preuve irrécusable de votre maladresse ou de votre utile opération.

L'acte du gargarisme laryngien dure à peine quelques secondes pour chaque gorgée, puisqu'on ne doit pas respirer. Vous en acquerrez le facile exercice après trois ou quatre essais tout au plus ; à partir de ce moment, vous gargariserez à votre aise, aussi longtemps et avec aussi peu de fatigue que vous le voudrez, avec ou sans bouillonnement du liquide.

DU GARGARISME LARYNGO NASAL.

Règle pratique du gargarisme laryngo nasal.

Vous venez d'apprendre à bien gargariser ; vous savez introduire votre gargarisme jusque dans le larynx, vous l'y faites bouillonner naturellement et sans nulle fatigue ; vous êtes, en un mot, parfaitement exercé à manier le fond de votre gosier.

Il s'agit maintenant de perfectionner votre mécanisme et d'utiliser la sortie du liquide. Il ne s'agit de rien moins que de faire passer ce liquide, non plus par la bouche, — sa voie d'entrée, — mais par le nez, comme on le fait avec la fumée de tabac.

Exercice préparatoire à sec.

Apprendre à ouvrir la communication entre le

gosier et la cavité du nez ; importance de l'articulation de la voix nasonnée ; mécanisme de soupape du voile du palais ; nasonnement à bouche ouverte, à bouche close.

Apprendre à ouvrir la communication entre le gosier et la cavité du rez. — Pour apprendre ce perfectionnement, dont l'importance trouvera sa démonstration plus loin, reprenons les exercices préparatoires à sec.

L'émission d'un son a servi à vous faire bien ouvrir le gosier, et bien élargir l'entonnoir de la langue vers le larynx ; c'est encore l'émission des sons qui va servir à vous apprendre à ouvrir largement l'entrée postérieure ou gutturale de la cavité du nez · pour y introduire et y faire passer le gargarisme à son retour du larynx.

Deuxième position de la luette. — Placez-vous devant une glace ; mettez-vous en *première position de la luette* ; — au moyen du bêlement ou du bâillement, vous avez découvert le fond de votre gosier, votre luette est relevée et appliquée à la voûte gutturale ; — à ce moment, émettez alternativement et lentement les deux sons suivants : *aaa, aaann, aaa, aaann* prononcés comme dans le mot *maman (maaa, maaann)*. Opérez lentement, c'est-à-dire en prolongeant ou filant chaque son ; scandez vivement les changements de sons alternatifs, tâchez de faire plusieurs de ces alternances dans la même expiration, c'est-à-dire sans reprendre haleine ; vous observerez, à chaque *changement* de son, un mouvement très-marqué de votre luette :

— A chaque *aaa* prolongé, votre luette se relèvera et s'appliquera à la voûte gutturale ;

— A chaque *aaannn* prolongé, votre luette s'abaissera et flottera inerte au milieu de la voûte gutturale comme un gland de draperie. C'est ce que j'appelle la *Deuxième position de la luette.*

Ce mouvement de relèvement et d'abaissement alternatif de la luette (véritable mouvement de contraction et de relâchement alternatif) sera la condition même du changement de son.

Si vous parvenez à bien comprendre, et si vous apprenez à bien exécuter, à votre volonté, ce *mouvement de soupape* de la luette, il vous deviendra facile de rendre tout ou partie de votre gargarisme par le nez.

Mécanisme de soupape du voile du palais. — Il faut savoir, en effet, que le *voile du palais et la luette* forment une véritable *soupape*, destinée à ouvrir ou à fermer l'entrée postérieure ou gutturale de la cavité du nez ou *fosses nasales.* Derrière le *voile du palais* se trouve une large ouverture par laquelle les narines communiquent directement avec le gosier.

Quand la luette et le voile du palais se relèvent et s'appliquent à la voûte gutturale, ils ferment hermétiquement cette ouverture.

Quand la luette et le voile du palais s'abaissent et flottent comme une draperie au-dessus de la langue, ils ouvrent largement l'entrée postérieure des fosses nasales. Ils découvrent ainsi ce que l'on appelle le *cavum nasale* et forment alors avec le gosier et le nez une seule et même cavité.

Importance de l'articulation nasonnée. — Or, qu'avez-vous fait en prononçant le son *aaannn?* vous avez tout simplement *nasonné.*

Apprenez donc qu'en *nasonnant,* c'est-à-dire en parlant du nez, vous ouvrez forcément la plus large communication entre votre gosier et vos narines. Tout le problème est là.

Nasonnement à bouche ouverte ou à bouche close. — Cela étant admis — et cela étant mécaniquement bien appris — il vous sera facile de bien vous rendre compte de ce fonctionnement de la luette et du voile du palais, en variant les sons du nasonnement depuis le son primitif *an, un, on, in,* jusqu'au *rrron rrron* du chat ou au *grognement guttural* du chien. — Perfectionnez-vous en procédant à bouche ouverte ou à bouche fermée et vous arriverez bientôt à de nouvelles et intéressantes constatations.

Dès que vous fermez les lèvres en continuant à émettre des sons à bouche close, vous éprouvez la sensation particulière du nasonnement, c'est-à-dire du retentissement de la voix dans la cavité nasale. Continuez cet exercice en vous observant avec attention et vous sentirez flotter votre luette ; elle tremblera à la manière du *trembleur* des appareils volta-faradiques si vous effectuez le *rrrr* guttural analogue au *rrron rrron* du chat.

Vous aurez ainsi appris que la manière la plus simple d'ouvrir une large communication entre le gosier et la cavité nasale, c'est d'émettre un son *à bouche close,* tandis qu'au contraire l'émission du son *a à bouche ouverte* ferme exactement cette communication. Il importe néanmoins de bien comprendre et de ne pas oublier que si l'émission d'un son à bouche close fait forcément communiquer le gosier avec les narines, cette communication peut être aussi établie, ainsi que les précédents exercices vous l'ont fait déjà constater, par la simple émission à bouche ouverte de toutes les nasales *en*, *in*, *un*, *on*, etc.

Vous pouvez d'ailleurs vous-même vous donner la preuve de la libre communication des narines avec le gosier et le larynx, pendant le nasonnement à bouche ouverte ou à bouche close ; pour cela, placez un miroir sous votre nez pendant l'opération, vous le verrez se ternir rapidement ; votre main elle-même, mise à la place du miroir, aura la sensation d'un courant d'air tiède ; cet air, capable de ternir le miroir et d'être senti par votre main, provient directement de la poitrine et traverse, sans y trouver d'obstacle, le larynx, le gosier et la cavité nasale ; il vous indique la route que suit chez les fumeurs la fumée du tabac et celle que doit suivre le liquide du gargarisme laryngo-nasal.

Premier gargarisme laringo-nasal méthodique

Bouillonnement laryngien, relâchement du voile du palais ; effort d'expulsion au travers de la cavité du nez.

Les conséquences à tirer de ces exercices au point de vue du gargarisme sont maintenant faciles.

Il ne s'agit plus, en effet, que d'effectuer avec un liquide ce que vous venez de faire avec l'air de votre respiration, chargé de la formation du son dans l'articulation des nasales et du nasonnement.

Pour cela, placez-vous d'abord dans la position du gargarisme laryngien ou *première position de la luette*. Le liquide étant au fond de l'entonnoir guttural et bouillonnant sous l'effort gradué d'une lente expiration, cherchez à abaisser votre luette. La présence du liquide vous empêche d'émettre un son nasal ou de nasonner ; mais vous pouvez toujours relâcher le voile du palais par ce mouvement de détente que vous avez appris dans les exercices précédents, vous pouvez le rendre flottant comme dans l'exercice du nasonnement. Ce relâchement produit, vous sentirez le liquide mouiller la partie postérieure du voile, son bouillonnement sera perçu dans l'arrière cavité du nez ; aidez alors à la direction du liquide et à sa projection dans la portion antérieure des narines par une petite et brusque oscillation de la tête en avant, et vous serez étonné de la facilité avec laquelle votre gargarisme reviendra par le nez.

Le gargarisme laryngo-nasal n'est que l'imitation du vomissement, du rire en buvant, de la paralysie du voile du palais.

Avec quelques séances d'exercice vous arriverez à opérer très-aisément et même *très-naturellement*; — je dis : *très-naturellement.* — Vous vous apercevrez alors, en effet, que cette espèce de régurgitation nasale n'a rien d'extraordinaire ni même d'artificiel; elle n'est que la reproduction *voulue* de la nausée ou de la vomiturition. Dans le vomissement, en effet, nul ne l'ignore, les matières sont rendues *très-involontairement* cette fois et *bien naturellement*, par le nez en même temps que par la bouche.

Quiconque rit en buvant s'engoue et rend une partie de sa boisson par le nez.

Nul médecin n'ignore que dans *la paralysie*

du voile du palais — accident commun à la suite des angines diphthéritiques, pseudomembraneuses ou couenneuses, et qui représente exactement l'acte de soupape flottante exécuté par le voile du palais dans les exercices précédents, — les malades parlent malgré eux en *nasonnant*, et, aussi malgré eux, *rejettent par le nez* une partie de leur boisson.

Dans le *vomissement*, le *rire en buvant* et la *paralysie du voile du palais*, c'est toujours le même mécanisme : l'inertie involontaire du voile du palais laisse la voie libre aux liquides qui sont alors rendus par le nez.

Résumé. — Pour exécuter le *gargarisme laryngo-nasal*, apprenez d'abord à bien manœuvrer votre voile du palais et la luette, et votre base de la langue.

L'émission de certaines voyelles, de certains sons, faite avec attention et méthode, vous rendra la chose facile ; exercez-vous sur les sons *aaaa, aaannn, œœœœ*, etc.; alternez et répétez lentement, sans reprendre haleine, et en parcourant les tons divers de la gamme.

Variez ces exercices en nasonnant sur les sons *an, on, un* ; prolongez lentement à bouche ouverte ou à bouche close ; imitez aussi le *rrron rrron* du chat, le grognement sourd et guttural du chien.

Quand vous serez parvenu à maîtriser exactement les mouvements de votre gosier et à vous en rendre compte, essayez votre première gargarisation retour par le nez.

Apprenez bien d'abord à introduire le gargarisme dans le larynx. Exercez-vous au bouillonment laryngien ; son bruit particulier, profond, caverneux vous donnera la certitude que vous avez réussi, et sera pour vous un puissant encouragement.

Quand vous exécuterez aisément, sans effort, sans la moindre contraction, le gargarisme laryngien, essayez votre premier gargarisme *retour par le nez*. Ici, n'oubliez pas qu'il faut bannir toute contraction et s'appliquer uniquement à relâcher le voile du palais. En conséquence, loin de vous contracter, imitez la nausée, détendez-vous. Ayez toujours présent à l'esprit que le vomissement exécute involontairement cette régurgitation nasale parce qu'il est la détente absolue des organes.

Enumération des surfaces muqueuses atteintes par le gargarisme laryngo-nasal.

De l'ensemble des expériences et des exercices précédents, il résulte la possibilité, et, je puis le dire maintenant, l'extrême facilité de faire pénétrer un gargarisme au fond du gosier jusqu'à le perdre presque de vue, et de le faire revenir par le nez.

Voyons quelles surfaces muqueuses il mouille dans ce trajet et quelles limites il peut et doit atteindre.

Le liquide du gargarisme agit ainsi de la manière la plus évidente sur toute la muqueuse qui tapisse :

La cavité de la bouche;

La totalité de la surface de la langue, et les fossettes glosso-épiglottiques ;

Le pharynx et les gouttières latérales ;

Les amygdales ;

La partie sus-glottique du larynx comprenant : la ligne de contact des ligaments vocaux, toute la portion des cordes vocales accessibles à la vue dans l'image laryngoscopique, l'orifice et la profondeur des ventricules du larynx, les ligaments vocaux supérieurs ou fausses cordes vocales, les tubercules de Wrisberg et de Santorini, la totalité de l'épiglotte ;

La totalité du voile du palais et de la luette ;

Le *cavum nasale*, les cornets et les narines.

En conséquence, il est parfaitement évident qu'en opérant ainsi, on utilise le plus possible l'action médicamenteuse du gargarisme et que l'on en obtient le meilleur et plus efficace résultat.

Il ne borne plus son action aux parois des joues, aux amygdales et à la voûte du palais, c'est-à-dire en un seul mot à la *cavité buccale;* il n'est plus exclusivement applicable à la seule esquinancie ou aux seules amygdalites ; il agit aussi bien sur toutes les pharyngites, sur toutes les laryngites, sur tous les corizas chroniques, c'est-à-dire sur toutes les maladies dont la lésion anatomique intéresse le pharynx, le larynx et le nez.

Le gargarisme laryngo-nasal, par le bouillonnement qui le facilite, agit à la manière d'un lavage à grande eau simulant une véritable douche ; opérant de bas en haut, il déterge le fond des inégalités et des fossettes du *cavum nasale*, les anfractuosités des replis des cornets, parties que le reniflement le plus persévérant et le plus énergique ne saurait atteindre. L'injection projetée par une seringue est tout aussi impuissante à toucher des surfaces qui regardent en bas; il faut agir d'arrière en avant et de bas en haut; et alors le gargarisme laryngo-nasal, par son ondée générale, par sa nappe étendue à la fois sur toutes les surfaces, constitue le mode le plus parfait.

DEUXIÈME PARTIE

RÈGLES PRATIQUES SPÉCIALES AUX EAUX DE CAUTERETS EMPLOYÉES EN GARGARISME.

Température, quantité de l'eau minérale ; durée du gargarisme ; il est comme un bain local à eau courante.

Il me serait facile de grossir ce petit livre d'innombrables observations *d'angines* dites *glanduleuses*, profondément modifiées et plus ou moins vite guéries, selon leur nature et par suite leur ténacité, à l'aide de gargarismes méthodiques et persévérants avec l'eau de nos sources.

C'est par milliers que se comptent, chaque été, les résultats de notre pratique thermale, et nos sources merveilleuses de *La Raillère* et de *César* maintiennent toujours la vieille gloire et la renommée séculaire de Cauterets.

Je dirai seulement, et d'une manière sommaire, comment le gargariseur exercé doit procéder pour tirer le meilleur parti de son séjour à nos thermes.

Une première considération, bien élémentaire sans doute, mais à laquelle pourtant peu de personnes songent, c'est celle de la manière d'employer l'eau sulfureuse.

On doit se rappeler que nos sources sont chaudes, qu'elles se modifient en se refroidissant à l'air libre, et qu'elles sont d'autant plus actives et curatrices qu'elles sont consommées plus près de leur point d'émergence, c'est-à-dire à leur griffon et à défaut du griffon à leur buvette. Le plus grand perfectionnement serait en conséquence de faire passer dans le gosier un courant d'eau minérale sans cesse renouvelée. Cela n'étant pas possible, on peut au moins se rapprocher de ce *desideratum*, en renouvelant très souvent la gorgée liquide afin de ne pas lui laisser le temps de se refroidir dans la bouche, et en renouvelant aussi très souvent la verrée d'eau dont on ne consomme que la partie la moins refroidie, c'est-à-dire la première moitié ou les trois quarts. — Et voilà pourquoi les verres pour gargarisme sont munis d'un couvercle ; et pourquoi les plus grands doivent être toujours préférés : plus la masse de l'eau minérale sera grande, moins le refroidissement sera rapide.

Tout ceci est élémentaire ; il n'est nul besoin d'insister.

Ce n'est donc pas la quantité d'eau employée ou le nombre de verrées que nos gargariseurs doivent compter, mais bien plutôt la durée du contact de l'eau sulfureuse avec la muqueuse malade. Ils doivent considérer le gargarisme comme un bain local, en quelque sorte à eau courante, dont la durée doit être réglée. Au début, six à huit minutes de contact suffisent ; dès le 3me ou 4me jour, ce contact peut se prolonger jusqu'à quinze et même vingt minutes, en une ou plusieurs fois dans la journée. Mais cette règle ne peut être qu'une indication très générale et elle comporte nécessairement de très nombreuses exceptions.

Tout ce qui précède s'applique *à fortiori*, à l'emploi de l'eau minérale transportée. Ici, grâce à la précaution prise de faire chauffer au bain-marie la bouteille d'eau sulfureuse, avant de la déboucher pour l'usage, jusqu'à la température approximative de la source, de 38° 9 c. pour La Raillère et de 47° c. pour César, il est facile de réaliser le précepte. Par sa plus haute température, et surtout par son excellente conservation, qui de tout temps l'a faite, à ce point de vue spécial, la rivale souvent préférée des Eaux-Bonnes, l'eau de César me paraît devoir l'emporter sur celle de La Raillère.

Sensations provoquées par le gargarisme sulfureux.

Elles peuvent servir de règle à son emploi.

Dans tous les cas, le gargariseur peut se régler d'après la sensation qu'il éprouve au contact du liquide minéral. Si cette sensation est douce et agréable, comme elle l'est généralement au début avec l'eau de La Raillère, il peut continuer la séance ; mais si à cette sensation, que les Anglais appellent excellemment *comfortable*, succède une sensation de constriction, d'âcreté, de brûlure, en un mot de cautérisation ; le gargarísme doit être suspendu et renvoyé à une séance ultérieure.

Commencer avec 2 à 3 verrées, arriver vite à 10 ou 15 verrées, et redescendre plus ou moins rapidement à 2 et même 1 verrée, telle est la loi commune de ce que j'appellerai nos angines glanduleuses robustes : ce sont de beaucoup les plus nombreuses à Cauterets.

Par contre, et pour arriver d'un seul bond à l'extrémité opposée de l'échelle, dans les phthisies laryngées, le contact de l'eau minérale doit être rapide et court, et ce n'est jamais qu'avec précaution et grande surveillance que l'on peut autoriser l'usage de plusieurs verrées par jour. Le plus souvent, j'ai dû me borner à limiter à une demi verrée matin et soir le gargarisme prescrit; et cette méthode m'a donné les plus remarquables résultats.

C'est merveille, en effet, de suivre pas à pas les transformations inouïes opérées sur les muqueuses du fond de la gorge les plus malades par le gargarisme de nos sources; ce succès constant contribue pour sa bonne part à leur universelle et légitime renommée.

A quel moment de la journée on se gargarise. — Il est indifférent de gargariser à jeun, avant ou après la boisson de l'eau minérale, avant ou après le bain. Beaucoup de personnes gargarisent pendant le bain, utilisant ainsi leur séjour à la source. Les uns opérent en une seule fois le matin; d'autres partagent leur séance, moitié en arrivant, moitié en quittant La Raillère, prenant dans l'intervalle leur dose de boisson et leur bain. D'autres, enfin, font deux séances principales, l'une le matin, l'autre l'après-midi, et ils les subdivisent même en plusieurs séances de quelques minutes séparées par des intervalles plus ou moins longs.

Toutes ces pratiques sont bonnes, pourvu qu'elles soient surveillées, et à la condition que l'action topique du gargarisme ne reste pas insuffisante par la pusillanime prudence de celui-ci, ou ne devienne dangereuse par l'imprudente exagération de celui-là.

Utilité de l'association méthodique des cautérisations et des gargarismes sulfureux. — En beaucoup de cas d'ailleurs, on doit associer à l'action médicatrice de l'eau minérale, l'action puissante de certains modificateurs spéciaux de la muqueuse malade. Aussi peu les astringents et les caustiques réussisent dans la pratique usuelle, aussi énergique et rapide devient leur concours sagement combiné à l'action du gargarisme minéral. C'est souvent une manière sûre et prompte d'activer la cure thermale, d'en assurer et d'en maintenir le résultat. Les progrès obtenus sont d'ailleurs faciles à suivre : dès la seconde ou troisième cautérisation l'aspect de la muqueuse malade est tellement modifié qu'il frappe même l'œil des assistants ou celui des malades qui savent regarder dans leur propre gosier. Les adversaires les plus déclarés de toute tentative chirurgicale sur le gosier, pendant l'usage des eaux, telles que cautérisations, insufflations de poudres médicamenteuses, etc., ont dû se rendre à l'évidence ; et tel de nos confrères qui n'avait pas craint de menacer d'effets désastreux les personnes qui s'y soumettent, s'est vu forcé de généraliser lui-même cette méthode, entraîné par l'excellence des résultats de ma propre pratique, dès mon arrivée à Cauterets (1).

C'est surtout, hors de Cauterets, avec l'usage de l'eau minérale transportée, que ces cautérisations sont actives et efficaces. Ici, elles constituent, remarquons-le, le traitement principal. Les partisans les plus exagérés de l'action thérapeutique des eaux transportées n'ont jamais été jusqu'à prétendre qu'elle pût égaler celle de la même eau prise à la source ; mais je crois que la modification substitutive due à l'agent

(1) Voyez : *Etude du gargarisme laryngien*, déjà cité, p. 29.

plus ou moins astringent porté directement sur la muqueuse malade est singulièrement soutenue et complétée par des gargarismes coïncidents avec l'eau de César, à laquelle je donne la préférence.

EFFETS CURATIFS OU RÉSULTATS THÉRAPEUTIQUES DU GARGARISME LARYNGO-NASAL

De l'angine dite thermale.

Modification qu'elle impose au gargarisme ; possibilité de son aggravation (deux observations cliniques) ; constance de son action curative ; à quelle époque elle est accomplie.

Je l'ai dit au début de ce travail, le gargarisme patient et persévérant avec l'eau de La Raillère, à la source, peut à lui seul faire disparaître totalement dans un délai variable, mais que je n'ai jamais vu dépasser trente jours, tous les accidents locaux des angines dites *glanduleuses*, et jusqu'aux plus volumineuses granulations du pharynx.

Dès les premiers jours une certaine excitation ne tarde pas à se manifester sur toutes les parties de la muqueuse : cette excitation prend graduellement toutes les allures de la fluxion congestive, avec tension, rougeur, sensibilité. C'est le premier degré de l'*angine thermale*; celle-ci, dans les conditions ordinaires d'une cure thermale surveillée, ne dépasse jamais la limite physiologique.

Deux fois seulement, dans une pratique de plus de douze ans, et sur un nombre de plusieurs milliers de malades, j'ai vu cette angine dégénérer et nécessiter une intervention sérieuse avec suspension totale de tout traitement thermal; chaque fois, les mêmes causes avaient provoqué le même résultat.

Dans le premier cas, et ce fut le plus grave, une exagération obstinée de la médication thermale et surtout des gargarismes fut menée de front avec des excès de veilles mondaines et d'exercices de montagne : je protestais en vain; une course pédestre au Monné, effectuée dans ces circonstances malgré mon énergique défense, provoqua, dès la nuit suivante, non-seulement une fièvre ardente mais encore une production pseudo-membraneuse noirâtre sur toute la surface des amygdales et des parties voisines qui me préoccupa pendant quelques heures. C'était d'ailleurs la reproduction exagérée d'accidents antérieurs contre lesquels Cauterets avait été conseillé. En une semaine environ, un traitement approprié me rendit maître de la situation ; mon malade put reprendre sa cure, cette fois avec plus de modération et de sagesse, et il la termina sans autre accident. Il quitta Cauterets dans des conditions excellentes ; elles se sont maintenues depuis plusieurs années, durant lesquelles il n'y a pas eu, à ma connaissance, de rechute.

Le second cas se présenta dans des conditions analogues, mais avec moins de gravité.

Pendant la durée de cette angine thermale que j'appellerai physiologique et mieux encore curatrice, il faut modérer, sans les suspendre, les gargarismes d'eau minérale. L'eau sulfureuse donne alors la sensation d'un véritable caustique, et il en résulte une douleur cuisante particulière qui ne permet pas la continuation du bain pharyngo-laryngien. C'est le cas d'abattre un peu et de maintenir dans certaines limites l'irritation locale à l'aide de topiques appropriés : ce qui est toujours facile avec un peu d'expérience pratique.

Cette période ne dure guère d'ailleurs que

quelques jours ; elle est rapidement suivie d'un changement très-notable dans l'aspect de la muqueuse. Les granulations diminuent de volume ; elles disparaissent tour à tour. La voix devient plus claire, son timbre se fortifie. Les mucosités visqueuses et filantes si difficiles à extraire, surtout au réveil, se liquéfient, s'aérent et diminuent de quantité ; enfin, les divers accidents gutturaux tels que la sécheresse et l'ardeur, les démangeaisons et les picotements, font place à un état de bien-être relatif qui tend à redevenir l'état normal. Le malade éprouve la sensation d'un soulagement d'autant plus appréciable que son attention se concentrait davantage sur ses sensations gutturales, cause première de son voyage aux Eaux, et leur surexcitation inattendue, en réveillant toutes ses préoccupations, semblait déjà compromettre ce voyage.

Vers la fin de la cure thermale, la muqueuse du fond du gosier prend une teinte rouge-rosée uniforme très-différente de la teinte rouge-sombre et piquetée de la période de l'arrivée ; la sensibilité au gargarisme augmente assez habituellement vers la fin, et il n'est pas rare d'être obligé d'atténuer beaucoup et même de suspendre totalement l'usage de ce petit bain local, quelques jours avant le départ.

Après quelques semaines de repos chez soi, la cure peut être considérée comme terminée, et c'est alors que ses résultats sont appréciables et définitifs.

Il arrive pourtant quelquefois qu'une recrudescence inattendue, et comme une angine spéciale, se produisent, sans provocation apparente, quelques semaines après la rentrée chez soi. Quelques émollients suffisent pour mener à bien cette nouvelle angine thermale ou angine secondaire, jamais grave, qui évoluerait fort bien toute seule, qui n'est qu'un dernier écho d'accidents chroniques déjà bien guéris, et qui devient enfin le point de départ d'une guérison définitive.

Effet curatif du gargarisme laryngo-nasal dans les cas spéciaux et difficiles.

Observations cliniques.

Si, sous l'influence des gargarismes laryngiens, les diverses lésions de l'angine glanduleuse commune sont promptement modifiés, il est des cas plus difficiles et tout-à-fait spéciaux contre lesquels les ressources de la thérapeutique ordinaire sont trop souvent insuffisants, qui trouvent aussi dans l'exercice méthodique et persévérant du gargarisme laryngo-nasal leur véritable moyen curatif.

Je veux parler de ces cas tenaces d'altérations profondes, le plus souvent ulcéreuses, de la muqueuse de la face postérieure du voile du palais, du *cavun nasale* et des cornets, parties si difficiles à atteindre et où les lésions scrofuleuses et dartreuses se cantonnent souvent avec une si désespérante opiniâtreté.

Parmi les faits déjà nombreux de ma pratique personnelle dans lesquels le gargarisme, *retour par le nez*, m'a donné des résultats inespérés, je me borne à choisir quelques types qui permettront au lecteur d'apprécier les résultats possibles d'une ablution nasale faite selon ma méthode, par des personnes qui ont dû l'apprendre et auxquelles le désir de guérir a fait surmonter des difficultés organiques que plus d'un aurait peut-être considéré comme insurmontables.

Observation de coriza-chronique ulcéreux.
Guérison.

Un homme de 55 à 60 ans, atteint depuis longues années d'un *coriza* permanent, avec écoulement d'une matière aqueuse et sanieuse odorante, enchifrénement habituel et formation de croûtes profondément situées, arrive à Cauterets. Pendant trois saisons successives et sous la direction d'un confrère, aujourd'hui disparu de notre station, il lutte vainement contre sa dégoûtante infirmité, et toutes les plus persévérantes aspirations de l'eau minérale par le nez ne produisent que de la fatigue. Il vient me trouver en 1870, et il me demande de lui apprendre ma méthode de gargarisme par régurgitation nasale, sur laquelle il compte, me dit-il, sur la foi de plusieurs de mes clients qui lui en avaient dit merveille. Malgré les difficultés organiques résultant de l'étroitesse de sa cavité nasale, de l'épaississement de la muqueuse malade et de la présence de croûtes épaisses, agissant à la manière d'un bouchon, il parvint à obtenir, dès cette saison, le passage de quelques gouttes de Raillère, d'arrière en avant, par les narines. Sur mon conseil, il persévéra, durant tout l'hiver et jusqu'à la saison suivante, à renouveler, matin et soir et chaque jour, ses exercices de gargarisme rétro-nasal avec des liquides appropriés dont je lui donnais la formule par correspondance ; quand il me revint l'année suivante, une amélioration considérable était déjà obtenue. Sa narine gauche, complétement débouchée, donnait une large issue à son gargarisme, la narine droite, la plus malade, ne donnait encore que quelques gouttes et même d'une manière inconstante. Mais M. X.... avait pris l'habitude du gargarisme laryngo-nasal, il l'exécutait très-naturellement. Aussi, dès le le premier jour de son arrivée, il put introduire dans ses narines une large ondée d'eau de Raillère. Cette seconde saison amena un résultat inespéré ; bien avant son départ, la narine droite était devenue libre à son tour. L'année suivante, j'appris avec satisfaction que la guérison ne s'était pas démentie. M. X... avait passé un excellent hiver ; il avait pu se borner à de simples lavages de toilette. Libre de son temps et de sa fortune, il venait encore demander à La Raillère la consolidation d'un retour à la santé qu'il avait cru longtemps impossible. Je ne l'ai plus revu depuis cette époque.

Cette opération met fort bien en relief l'efficacité topique du gargarisme méthodique que j'ai vulgarisé à Cauterets. Voilà un homme qui demande en vain, pendant trois saisons consécutives, à un praticien expérimenté, — sous la direction duquel il avait fait une série de cures thermales très-actives, — un soulagement à des accidents locaux peu accessibles. Il n'obtient rien. Dès la première nouvelle saison, il parvient, malgré des obstacles exceptionnels, à réaliser méthodiquement le gargarisme laryngo nasal ; il y trouve tout au moins un encouragement suffisant. La guérison se complète dès la seconde saison. Je ne crains pas d'affirmer que, sans ce puissant adjuvant topique, il n'aurait rien obtenu de Cauterets, et toutes les cautérisations qu'il subissait depuis longtemps seraient restées insuffisantes.

Observation d'eczéma chronique des fosses nasales, simulant l'ozène. — Guérison.

Je rapproche du fait précédent un autre type tout aussi démonstratif de l'énergique action de cette espèce de douche rétro-nasale. Il s'agit d'une jeune fille atteinte, d'après son médecin ordinaire, d'un *ozène*, mais qui n'avait, selon moi, qu'un *ecréma ulcéreux* des fosses nasales. En vain dirigée, elle aussi, par un autre confrère de notre station également disparu de Cauterets, lequel n'avait négligé aucune intervention locale, et jusqu'à de puissantes et fréquentes cautérisations pendant deux saisons successives, pendant lesquelles les reniflements d'eau minérale avaient été continués chaque jour et des heures entières, elle vint me demander les règles pratiques du gargarisme laryngo-nasal. Après quelques exercices, auxquels elle donna toute son application, elle parvint à renvoyer des flots de liquide par le nez. Une saison de vingt-cinq jours suffit à éteindre presque complétement l'odeur repoussante que l'on connaît ; la sécrétion fut en même temps profondément modifiée dans sa qualité et dans son abondance. L'encouragement fut complet. Mlle X... continua jusqu'à la saison suivante, matin et soir et chaque jour, de grands lavages du nez d'arrière en avant, avec des liquides fortement modificateurs, dont je lui faisais alterner les formules : l'iode et le chlorure de sodium, à défaut de l'eau de mer, en étaient la base. Cette médication persévérante entretint les parties dans un état excellent. Une deuxième saison à

Cauterets assainit définitivement la muqueuse. Mlle X... se contenta dès lors de quelques ablutions de toilette, que je lui recommandai de ne jamais discontinuer. La guérison s'est maintenue si complète, que Mlle X... n'est plus revenue à Cauterets. Elle est aujourd'hui mariée.

Mon lecteur voudra bien remarquer que, me bornant ici à la considération exclusive du gargarisme laryngo-nasal, je n'ai rien dit du traitement général ou des remèdes internes dont les deux précédents malades avaient dû maintenir, sans succès, l'usage pendant de longues années, et dont j'avais moi-même, comme on le pense bien, prescrit la continuation.

Nécessité de la vulgarisation du gargarisme laryngo-nasal.

Il me serait facile de multiplier des faits se ressemblant tous et concourant à cette conclusion pratique, à savoir que toutes les fois qu'il a été nécessaire de réaliser le retour de l'eau du gargarisme par le nez, une persévérance modérée y est assez rapidement parvenue.

Ce nouveau mode spécial de gargarisme, par régurgitation nasale, doit donc être généralisé : il est en réalité facile ; il atteint des parties réputées inaccessibles ; il baigne directement, toute la portion supérieure et postérieure du voile du palais, point de départ et comme foyer des lésions locales de la plupart des angines chroniques.

Qu'on ne s'y trompe pas, en effet, c'est derrière le voile du palais, sur la face postérieure de ce repli musculo-membraneux, à l'entrée même du *cavum nasale* et dans le pourtour de l'orifice des trompes d'Eustache, que se trouvent les lésions les plus anciennes et les plus difficiles à guérir.

Si le gargarisme laryngien le plus complet parvient à nettoyer toute la muqueuse des parties sous jacentes au voile du palais, il ne peut atteindre la muqueuse des régions qui lui sont supérieures ; c'est là la cause certaine d'incessantes et interminables rechutes.

Les malades, d'ailleurs, en sont bien convaincus ; ils savent très-bien rapporter à la partie supérieure de la cavité pharyngo-nasale les accidents pour lesquels ils viennent à Cauterets, la gêne de la déglutition, les picotements douloureux perçus quelquefois jusque dans l'oreille, la sensation particulière provoquant le *hem*, enfin, et surtout la surdité plus ou moins permanente.

plus ou moins prononcée résultant du gonflement catarrhal ou congestif de la muqueuse de la trompe d'Eustache.

Le gargarisme laryngo-nasal atteint et baigne largement toute la muqueuse intéressée ; on peut dire qu'il agit même comme une petite douche ; il nettoie et déterge toutes les anfractuosités ; il pénètre dans des replis auxquels ni le reniflement par les narines ni les seringues à injection ne peuvent arriver. Aussi, plus d'une fois, il a pu rendre l'ouïe perdue à des malades qui avaient vainement demandé à des spécialistes renommés et à des traitements topiques, longs et coûteux, une guérison toujours espérée et jamais obtenue.

Observation de surdité catarrhale ancienne. Guérison.

Je ne citerai qu'un seul fait ; mais il est tellement concluant que je puis le donner comme un type :

Un prêtre, obligé d'interrompre son ministère par suite d'une surdité catarrhale datant de plus d'une année, vient chercher à Cauterets, sinon la guérison, tout au moins l'arrêt de la marche progressive de sa maladie ; après m'être con-

vaincu, par l'examen laryngoscopique et rhinos-
copique, de la nature des lésions, je lui fais suivre une cure thermale dont le gargarisme laryngo-nasal est une partie essentielle. Il s'y
applique avec ardeur et persévérance, et il ne
gagne rien... qu'une angine thermale sur le résultat final de laquelle nous sommes en désac-
cord complet, lui, craignant une aggravation de
sa surdité, moi, au contraire, convaincu d'une
guérison prochaine et durable. Toujours sa montre à la main, il m'abordait tristement, m'indi-
quant par un geste expressif qu'il n'entendait
pas mieux le tic-tac métallique. Mais s'il ne l'entendait pas à une distance même rapprochée de
l'oreille, il percevait distinctement le bruit si la
montre était appliquée sur le front, la tempe ou
l'occiput ; et je persistais dans mon pronostic
favorable. Il partit sans le moindre changement
appréciable pour lui, et tout découragé par les
symptômes de surexcitation dûs à la cure elle-
même. Mais deux ou trois mois après, du fond
de l'Angleterre où il était rentré, il m'écrivait
une lettre enthousiaste, pleine de reconnais-
sance, et dans laquelle il m'annonçait avoir
repris l'usage des confessions qu'il avait dû suspendre depuis plus de quinze mois. Cette guéri-

son, résultat heureux d'une seule saison thermale et de gargarismes presque excessifs, ne s'est pas démentie depuis plus de six ans.

Un pareil résultat me dispense de tout commentaire.

Des faits de cet ordre ne sont pas si communs en dehors de ma pratique personnelle, que je n'en revendique pas tout l'honneur.

L'action du gargarisme des eaux de Cauterets ne s'est pas limitée dans nos seuls établissements locaux. Frappés sans doute des résultats évidents constatés dans nos salles de gargarisme, souvent sur eux-mêmes, les médecins qui, tous les ans, viennent en nombre plus grand visiter nos thermes, en ont répandu au loin l'usage. Je n'en veux pour preuve que l'accroissement énorme, en quelque sorte proportionnel avec la grande prospérité de notre station dans ces dernière années, de l'exportation de ses eaux. On sait, en effet, que, depuis surtout l'ouverture de la ligne ferrée de Pierrefitte qui a rendu les transports plus faciles, cette exportation a augmenté de plus de cent mille litres par année. La plus grande portion de cette eau transportée est certainement employée en gargarisme.

TROISIÈME PARTIE

Il est temps de dire maintenant comment j'ai été conduit à cette méthode de gargarisme, nouvelle et absolument originale.

Cette méthode résulte d'études expérimentales qui remontent à 1860, bien que je ne les aie publiées qu'en 1865 dans les journaux de médecine et plus complétement en 1868 dans mon *Etude du gargarisme laryngien* déjà citée.

En septembre 1860, chargé du service de la clinique médicale de la Faculté de Médecine de Montpellier, comme professeur suppléant M. le professeur Fuster, j'eus l'occasion, le premier en province, d'explorer publiquement avec succès, à l'Hôtel-Dieu, à l'aide du laryngoscope, le larynx d'un malade aphone. C'était la première fois qu'un larynx vivant apparaissait à nos yeux; cette cavité si inaccessible s'ouvrait à notre vue sous la lumière d'un soleil éclatant et nous constations la cause d'une infirmité qui compromettait l'avenir d'un jeune homme intelligent, désespéré de ne pouvoir guérir. Cette séance, fort intéressante comme on le pense, eut un grand retentissement ; l'observation qui en était l'obje[t] a été publiée, avec tous les détails de sa guérison, dans un journal de médecine très-répandu (1).

De ce premier examen laryngoscopique ressortit pour moi la conviction que la laryngoscopie était un art moins difficile qu'on ne l'avait cru jusqu'alors. Je m'y livrai avec ardeur et, je puis l'ajouter, avec un succès inespéré.

Dès le 19 novembre 1860, une première communication à l'*Académie des Sciences et Lettres* de Montpellier me permit d'exposer à mes collègues le résultat de mes premières études. — Dans cette séance, j'examinai le malade dont je dirigeais le traitement à l'hôpital, j'explorai aussi mon propre larynx ; chacun des assistants put ainsi constater facilement par la comparaison de mes organes bien portants avec ceux de mon malade, la lésion que je désirais faire voir, et se rendre compte de tous les mouvements de la glotte.

Deux notes publiées par le *Montpellier médical* donnent une date précise à ces premier travaux (2).

(1) *Gaz·tte hebdomaire*, 1866, 20 avril, n° 16, p. 249; Paris.
(2) *Montpellier médical*, novembre 1860, tome V, p 474; janvier 1861, tome VI, p. 89.

Mes premières expériences publiques. — C'est de 1865 que datent mes premières expériences hors de Montpellier. Elles avaient essentiellement pour objet la *déglutition* et les *gargarismes* (1).

Voici l'expérience relative au gargarisme :

Il s'agit de faire voir, au moyen du laryngoscope, que, — *pendant l'acte de l'occlusion de la glotte*, — un liquide peut dépasser l'épiglotte, qu'il atteint la glotte elle-même à son point d'intersection, et qu'il baigne ainsi, dans toute son étendue, le vestibule ou cavité sus-glottique du larynx.

Expérience originale du gargarisme. — L'expérience est faite avec une petite quantité de liquide.

Je prends donc une petite gorgée d'eau, et, renversant la tête légèrement en arrière, je la fais s'introduire, par son propre poids, le long de la base de la langue creusée en gouttière, dans la cavité sus-glottique : j'installe le laryngoscope à sa place gutturale, et il fait voir le liquide, sous-jacent à l'épiglotte, bouillonner

(1) Voyez parmi mes publications relatives à la *Laryngoscopie : Gazette des Hôpitaux* 1865, 20 juin, 1er août; *Union médicale* 1865, 20 juin, 1866, 14 avril ; *Gazette hebdomadaire* 1865, 4 août; *Etude du gargarisme laryngien* déjà cité.

dans le vestibule du larynx, sous l'influence des petites bulles d'air que j'expire avec précaution. Si le liquide est transparent comme l'eau, et si son épaisseur est petite, la couleur blanche des *ligaments vocaux contractés* est facilement perçue.

Cette expérience, très-simple, ne m'a jamais fait éprouver de sensation pénible ; elle peut se prolonger aussi longtemps que je puis retenir la respiration et tout au moins pendant la durée d'une longue expiration.

Elle prouve qu'il est possible de porter des liquides médicamentaux, sous forme de gargarisme, sur la muqueuse du larynx, jusqu'au niveau des cordes vocales.

Réforme physiologique résultant de mes expériences. — Cette expérience a radicalement tranformé les notions contemporaines sur le gargarisme.

En effet, dans l'opinion des physiologistes et des médecins, le gargarisme baignait *certainement* la luette, le voile du palais et ses piliers, les amygdales, et, dans certains cas, *probablement* la partie postérieure du pharynx, la base de la langue, les fossettes glosso-épiglottiques et la face antérieure de l'épiglotte. *Mais il ne devait pas franchir l'épiglotte*, que l'on considérait comme l'unique organe d'occlusion et de protection de l'entrée des voies aériennes. On pouvait croire, en effet, avant 1860, que, pendant la gargarisation du pharynx, l'épiglotte se renversait à la manière d'un couvercle de tabatière, et formait une barrière de protection empêchant la pénétration du liquide dans le vestibule du larynx. Mais, dès les premières recherches laryngoscopiques, les expérimentateurs sérieux constatèrent que l'épiglotte reste toujours redressée. Par conséquent, si l'on admettait la pénétration du gargarisme jusqu'à la *face antérieure de l'épiglotte*, il fallait, de toute nécessité, que ce gargarisme fut immédiatement avalé, ou bien qu'il parvint au-dessous de l'épiglotte redressée, dans le vestibule même du larynx, ce qui paraissait inadmissible. Aussi, plusieurs médecins étaient allés jusqu'à dire que le gargarisme ne pouvait même pas pénétrer dans le pharynx.

Erreur des physiologistes sur le gargarisme.— Dans une note présentée à l'Académie des

sciences en 1862 (1), il est affirmé que « les
« gargarismes ne touchent pas les parties
« situées en arrière de la luette et des piliers
« antérieurs du voile du palais. » Et l'*Union
Médicale* mentionnait une opinion analogue, en
1865, à propos de ma première communication
à l'Académie des sciences (2) : « M. le docteur
« Mengaud n'a-t-il pas démontré, dans une
« excellente brochure relative aux paralysies
« qui suivent les affections diphthéritiques, que
« les gargarismes ne franchissent *jamais* les
« piliers et le voile du palais? Si j'ai bonne
« mémoire, ajoute le rédacteur, M. Velpeau
« s'était rangé à cet avis. »

On ignorait encore, en effet, ce que mes
expériences personnelles d'anto-laryngoscopie
ont mis en lumière, à savoir :

1º Que l'épiglotte n'est pas le seul organe
protecteur de l'entrée des voies aériennes;

2º Que la seule contraction des cordes vocales, d'où résulte l'occlusion absolue de la
glotte, suffit pour protéger les voies respiratoires
contre l'accès des corps étrangers venus du
pharynx;

(1) Comptes-rendus, tome LV, page 718.
(2) *Union Médicale*, 1865, p. 357.

3° Enfin, que la cavité vestibulaire du larynx peut supporter le contact même prolongé d'un corps solide ou liquide susceptible d'insalivation.

C'est donc grâce à l'occlusion absolue de la glotte, fermée comme dans l'acte de l'*effort*, qu'un liquide peut arriver au-dessous de l'épiglotte, baigner toute la cavité vestibulaire et atteindre les cordes vocales ; et c'est là le véritable *gargarisme laryngien*, que mes expériences ont démontré.

J'ai d'abord constaté sur moi-même que lorsque, dans la gargarisation, le liquide, dépassant la cavité buccale et le voile du palais, envahissait le pharynx, il pénétrait du même coup jusqu'au niveau des ligaments vocaux formant barrière par leur contraction. Mais, à l'instant même de l'introduction du gargarisme autour de l'épiglotte, j'éprouvais un pressant besoin d'avaler, difficile à maîtriser parce qu'il constitue l'acte normal ou la fonction naturelle et usuelle de ces parties au contact d'un corps étranger insalivé. Ce n'est en effet qu'au moyen de l'intervention de la volonté, et en se mettant dans les conditions déterminées plus haut, que l'on peut réaliser la *fonction artificielle* du gargarisme laryngien.

Et l'on sait maintenant combien cette ablution, perfectionnée elle-même par le retour du gargarisme au travers la cavité du nez et des narines, est devenue facile pour tous ceux qui ont bien voulu accepter et suivre mes conseils.

ÉTUDE ANALYTIQUE DES CINQ RÈGLES DU GARGARISME LARYNGO-NASAL.

Tous les détails pratiques des conseils donnés en tête de ce travail peuvent se résumer en cinq règles spéciales, que je vais successivement analyser.

Ces règles sont :

1° Relever légèrement la tête ;

2° Ouvrir modérément la bouche ;

3° Avancer la mâchoire inférieure en élevant le menton ;

4° Relever et laisser flotter la luette par le mécanisme alternatif du bêlement et du nasonnement.

5° Régler sa respiration.

La simultanéité et la concordance de ces divers

mouvements ouvrent largement l'arrière bouche, éloignent la base de la langue de la paroi postérieure et la creusent en entonnoir, font pénétrer le liquide jusque dans la cavité du larynx, et l'introduisent finalement dans la cavité nasale par laquelle il est rendu.

Reprenons chacune de ces cinq règles. Leur étude nous fera préciser chaque détail déjà connu et nous permettra d'établir le perfectionnement obtenu sur l'ancienne et défectueuse méthode.

1° Relever légèrement la tête. — Généralement celui qui gargarise pour la première fois opère de la manière suivante : il se cambre en arrière, renverse fortement la tête et fait entendre un *glouglou* buccal des moins harmonieux ; ne pouvant respirer par la bouche, il y supplée par le nez, et il conserve ainsi dans toute son intégrité la respiration nasale.

Examinons et analysons les conditions de cette manière de gargariser tout-à-fait défectueuse.

Dans cette méthode, la base de la langue est appliquée au voile du palais; leur contact ferme toute communication entre la bouche et le pharynx. Le liquide ne dépasse donc pas la cavité de la bouche.

Mais cette cavité de la bouche, peu profonde, avec son ouverture labiale verticale, laisserait le gargarisme s'écouler au dehors, si l'on ne prenait la précaution de renverser la tête ; aussi préfère-t-on s'asseoir ou même s'allonger à demi pour opérer cette espèce de bain buccal.

L'inspiration de l'air par la bouche, empêchée par la gorgée liquide, est impossible ; mais l'expiration est possible. Aussi l'air expiré, soulevant la luette à chacune de ses bulles, traverse le gargarisme et en produit le bouillonnement : c'est là le *glouglou* vulgaire.

Dans ce gargarisme que j'appellerai *buccal* par opposition à celui décrit plus haut sous le nom de gargarisme *laryngo-nasal*, il est donc évident :

Que le renversement forcé de la tête est inévitable pour maintenir le liquide dans la bouche ;

Que le gargarisme ne dépasse pas la cavité de la bouche ;

Que la respiration persiste par le nez.

Dans mon gargarisme laryngo-nasal, il n'est pas nécessaire de renverser la tête pour maintenir le liquide en place, puisque ce dernier se trouve contenu dans la profondeur du cou ; il y reste sans difficulté. La tête reste presque droite, de manière à permettre à l'œil de voir un objet placé à terre à quelques pas en avant. Je puis dire en effet que l'on n'éprouve nul besoin de renverser la tête et que les personnes exercées la relèvent d'autant moins qu'elles veulent plus éviter l'envie d'avaler provoquée par la tension du cou.

2° Ouvrir modérément la bouche. — Pour qui a bien compris et réalise naturellement l'entonnoir du gosier, dans le gargarisme laryngo-nasal, il devient évident que loin d'ouvrir la bouche, en gargarisant son larynx, on éprouve au contraire une grande tendance à rapprocher les mâchoires en portant la lèvre inférieure en avant et en haut.

C'est le contraire dans le gargarisme buccal, dans lequel l'écartement des lèvres a pour mission nécessaire de donner le plus d'ampleur possible à la cavité de la bouche.

3° Avancer la mâchoire inférieure en élevant le menton. — La conséquence directe du mouvement précédent, c'est la progression en avant de la mâchoire inférieure. Or, cette progression, en quelque sorte instinctive dans le gargarisme laryngo-nasal, fait en effet basculer d'arrière en avant l'os hyoïde et le cartilage thyroïde et distend la cavité sus-glottique.

L'élévation du menton est la conséquence de ce mouvement.

Essayez de bâiller en fermant le plus possible la bouche et vous obtiendrez la réalisation parfaite de ce mouvement.

4° *Relever et laisser flotter la luette par le mécanisme alternatif du bêlement et du nasonnement.* — L'expérience m'a démontré que, dans l'émission du son *œ* ou du *bêlement*, l'épiglotte se redressait jusqu'à sa plus extrême limite ; elle s'appliquait ainsi dans la gouttière creusée par le retrait de la base de la langue et permettait d'inspecter toute la paroi antérieure de la cavité du larynx, et notamment le *bourrelet muqueux* et *l'insertion antérieure des ligaments vocaux*, qui sont les parties les moins accessibles ; et le lecteur a déjà fait lui-même l'expérience qui consiste à former, par le mécanisme du bêlement, un entonnoir profond à la base de la langue.

Opérer donc le mécanisme du bêlement c'est donner à la cavité vestibulaire du larynx le plus d'ouverture et d'ampleur possible.

Dans le gargarisme, l'émission de la voyelle ou le son du bêlement ne peut se produire, à cause de la présence du liquide ; mais la glotte n'en est pas moins contractée, c'est-à-dire fermée, par une occlusion moins énergique que celle de l'*effort* mais tout aussi parfaite. La tension des cordes vocales leur conserve assez de souplesse pour permettre à de très petites bulles d'air de se frayer un passage sous la pression d'une expiration très graduée ; et c'est ainsi que se produit, dans le larynx même, le bouillonnement du liquide. Ce bouillonnement produit un bruit de glouglou spécial tout différent par son timbre et par son siége du glouglou buccal du gargarisme vulgaire des commençants. Le bruit de glouglou laryngien est fort analogue à celui du râle trachéal ; le même mécanisme les produits l'un et l'autre : mucosités abondantes et liquides, accumulées dans la trachée et le larynx, que la respiration fait bouillonner dans le râle trachéal ; liquide accumulé dans la portion sus-glottique du larynx, que l'air expiré seul fait bouillonner dans le gargarisme. Le timbre caverneux de ce bruit de glouglou indique si le gargarisme est véritablement dans le larynx, et les gargariseurs exercés ne s'y trompent jamais.

Ici, le bouillonnement du liquide est produit

immédiatement sur l'intersection glottique, par
le passage d'un mince filet d'air lentement expiré ; ce bouillonnement projette le liquide sur
les parois de la cavité dont la muqueuse est
malade et il les nettoie parfaitement.

C'est en m'exerçant à faire ainsi bouillonner
mon gargarisme dans mon larynx que j'ai d'abord
réussi a en faire revenir une partie par le nez,
comme on le fait pour la fumée de tabac.

Pour cela, il faut simplement relâcher, en
gargarisant, le voile du palais comme dans le
nasonnement. On sent alors la petite colonne
d'air expirée à travers le liquide pénétrer dans
les fosses nasales. En forçant un peu le bouillonnement laryngien, on sent le liquide baigner
la partie postérieure du voile du palais et l'entrée postérieure ou gutturale du nez.

Un léger et brusque mouvement de tête d'arrière en avant, combiné avec une secousse
expiratoire, analogue à celle de la nausée ou
bien à celle de l'excréation (appel du gosier
pour cracher), fait revenir le gargarisme, en
plus ou moins grande abondance, par les narines.

Toutes les personnes qui ont une grande
voûte palatine (voûte ogivale de Chomel) exécu-

tent facilement cette ablution d'arrière en avant.

Il en est même qui la réalisent naturellement et sans éducation ou exercice préalable. — J'ai vu des malades, dit M. Noël Gueneau de Mussy, qui pouvaient à volonté, en prenant de l'eau dans la bouche, la faire revenir par le nez (1).

5° Régler sa respiration. — D'après tout ce qui précède, il est facile de comprendre que, pendant le séjour de la gorgée liquide dans le vestibule du larynx, l'*inspiration* ou la reprise de l'air est impossible.

C'est ici le lieu d'expliquer le mécanisme du phénomène singulier que l'on désigne par les expressions communes de *s'engouer, avaler de travers, déglutition déviée*, et qui n'a rien de commun en réalité avec l'acte de la déglutition, si ce n'est sa coïncidence.

Personne n'ignore que si l'on *avale de travers* on éprouve d'abord une sensation d'étouffement coïncidant avec des quintes irrésistibles de toux convulsive et quelquefois même des vomituritions pénibles ; et moi-même, je suis extrêmement sensible à cette sensation désagréable.

Or, il ne s'agit pas, comme on va le voir,

(1) *Traité de l'angine glanduleuse,* 1857, p. 135.

d'une *déglutition*, mais d'une *inspiration* ou reprise d'air ; ce n'est pas la *déglutition* qui est *déviée* ou *mal faite*, c'est le corps dégluti (aliment au corps étranger) solide ou liquide, qui est distrait de sa voie normale par une respiration ou reprise d'haleine intempestive. La déglutition se fait toujours de la même manière et ses mouvements ne sont jamais *déviés* de leur rhythme normal ; c'est le courant d'air violent d'une brusque et involontaire *inspiration* qui est la cause première et unique de cet accident. C'est ce qu'il faut bien fairé comprendre.

La circonstance la plus favorable à la *déglutition déviée*, c'est, on le sait, la conversation durant le repas. C'est le plus habituellement quand on parle avec animation, la bouche pleine, que l'on s'expose à *avaler de travers.* Que se passe-t-il ?

Les très nombreux témoins de mes expériences laryngoscopiques sur la *déglutition* ont très bien vu les détails de fait sur lesquels s'appuye ma démonstration. Il serait trop long et hors de mon sujet de transcrire ici ces expériences détaillées et minutieuses (1). Mon

(1) Toutes ces expériences avec tous leurs détails sont contenues dans mon *Etude du gargarisme laryngien,* 1868.

lecteur voudra donc bien accepter comme ex-
-périmentalement admis les divers mouvements
de l'épiglotte et les divers déplacements du bol
alimentaire dont je vais être actuellement obligé
de parler.

L'exercice de la parole se fait au moyen
d'expirations puissantes qui vident plus ou moins
complétement la poitrine de l'air qu'elle peut
contenir. De là, la nécessité d'inspirations or-
dinairement inconscientes et d'autant plus im-
périeuses que la conversation est plus animée,
c'est-à-dire que la poitrine se vide à un plus
haut degré. Or, ces inspirations maintiennent la
glotte ouverte et appliquent la face linguale de
l'épiglotte sur la base de la langue ; et plus elles
sont puissantes et profondes, plus aussi s'ouvre
le larynx (ceci est important). Une de ces inspirations peut s'effectuer au moment même où
la bouchée alimentaire préparée par la masti-
cation et réunie en masse pulpeuse autour de
l'épiglotte redressée, qu'elle tend à dépasser
dans tous les sens de son bord libre, est sur le
point d'être avalée. Si le mouvement de déglutition se fait assez vite pour précéder cette
inspiration intempestive, aucun phénomène n'a
lieu. Si au contraire cette inspiration précède la

déglutition ou surtout si elle surprend le bol alimentaire dans son passage par dessus l'épiglotte, il peut se faire qu'une parcelle, petite ou grosse, de ce bol alimentaire soit entraînée par le courant d'air inspiré, qu'elle soit ainsi déviée vers l'intérieur du larynx et qu'elle arrive à toucher cette partie du rebord des ligaments vocaux qui circonscrit la glotte et que tapisse la muqueuse vocale proprement dite. A cet instant toujours très court, la sensation perçue provoque l'acte réflexe ; et la suffocation, et la toux convulsive, et les vomituritions, selon les individus, se produisent.

On dit alors qu'on a *avalé de travers* ; il serait plus scientifique de dire que l'on a *respiré mal à propos*. Mais le mouvement de reprise d'air et le mouvement de déglutition se succèdent si rapidement, leur instantanéité est telle, qu'il est difficile de les distinguer l'un de l'autre, sans un examen attentif ; et l'on comprend que les personnes, peu familières aux études physiologiques et laryngoscopiques, aient plutôt rapporté l'accident à la déglutition, car on avale en réalité en même temps que l'on respire, et l'on n'a réellement conscience que de la déglutition. Ce que l'on comprend moins, c'est que cette idée fausse ait été acceptée par les médecins et qu'elle ait été consacrée dans le langage médical par les locutions vicieuses : *Avaler de travers, déglutition déviée.*

A Cauterets, les accidents de la déglutition déviée s'observent souvent dans un mode d'emploi de l'eau sulfureuse qui n'a aucun rapport avec la déglutition. Je veux parler de l'*aspiration* de l'eau minérale *par les narines*, ce que l'on désigne entre baigneurs sous le nom de *reniflement*. Ce mode d'ablution peut servir, ici, de contre-épreuve ; en effet, les accidents, dont il est l'occasion, sont absolument ceux de la prétendue *déglutition déviée*, le mécanisme de l'acte réflexe est identique, et, cependant, la respiration seule est en jeu.

Les premières aspirations de l'eau nettoient les fosses nasales des mucosités plus ou moins épaisses et abondantes qu'elles peuvent contenir. Elles ne s'accompagnent d'aucune sensation spasmodique, parce que l'eau, retenue par les mucosités, ne pénètre pas très loin. Mais, une fois le passage libre, les aspirations ne peuvent pas être assez calculées pour que quelques gouttes du liquide ne soient entraînées, en travers du pharynx et du larynx, jusqu'au centre même de la glotte. A l'instant de leur contact avec la région sensible, le spasme se produit.

En résumé donc, toutes les fois qu'une inspiration brusque et comme irréfléchie surprend un corps étranger dans le voisinage de l'ouverture vestibulaire du larynx, il y a de grandes probabilités pour la production des accidents de la *déglutition déviée*. Ainsi, de même que la conversation animée pendant le repas, le rire, la toux, l'éternuement et, en un mot, tout acte qui nécessite une brusque et profonde inspiration ou reprise d'air en vidant plus ou moins rapidement et complétement la poitrine pendant la présence du bol alimentaire dans le pharynx, expose à *avaler de travers*.

Maintenant, si l'on veut bien se rappeler mon expérience laryngoscopique du gargarisme, rapportée plus haut, on y verra que, pour que le gargarisme soit admis dans le vestibule du larynx, il faut que la glotte soit fermée et reste fermée, comme dans l'*effort*. Dans cette situation, la glotte est établie en opposition au mouvement *inspiratoire*, et en disposition favorable au mouvement *expiratoire*. L'ouverture glottique reste donc inaccessible au liquide du gargarisme, et celui-ci, ne remplissant pas les conditions de *l'aliment dévié sur le rebord glottique par le courant d'air inspiré*, ne peut, en aucune manière, provoquer les accidents de la déglutition de travers.

La ligne de contact des ligaments vocaux forme la dernière barrière que le gargarisme ne dépasse pas.

Pour pratiquer le gargarisme laryngien, on réglera donc sa respiration d'après la formule suivante :

Pendant le séjour du liquide dans le larynx, il faut retenir la respiration ; remplissez donc votre poitrine d'air avant le passage du gargarisme dans le gosier, et, en gargarisant, ne vous permettez qu'une expiration lente et bien graduée, de manière à éviter la nécessité d'une inspiration immédiate et involontaire.

Le séjour de chaque gorgée doit être toujours très-court ; elle ne peut dépasser la durée d'une lente expiration.

Quiconque peut respirer en gargarisant opère mal, parce qu'il conserve la respiration nasale, preuve certaine que le gargarisme ne dépasse pas le voile du palais ; quiconque ne peut *inspirer* ou reprendre haleine, opère bien.

Comme la déglutition déviée vient de m'a-

mener à parler des reniflements, il est important
de faire remarquer, ici, que l'aspiration de l'eau
par le nez ou le reniflement ne peut atteindre
les régions dans lesquelles le gargarisme laryngo-
nasal pousse l'eau avec une certaine violence.
J'en ai donné la preuve en citant les trois observations cliniques suivies de guérison, que l'on a
lues plus haut. Je ne veux pas dire que les
reniflements ne puissent pas trouver leur indication ; ils sont, en effet, quelquefois fort utiles,
mais je tiens à faire bien constater que leur
application n'est pas celle du gargarisme laryngo-nasal, et que ces deux formes de l'ablution
nasale ne peuvent se suppléer.

Je n'ai pas à rappeler, ici, les nombreuses
sociétés savantes ou les sociétés de médecine
que j'ai rendues témoins de mes expériences
laryngoscopiques et de leurs utiles applications
au traitement curatif des maladies de la gorge
et du nez et des surdités catarrhales. Je n'ai pas
à parler davantage de l'honorable accueil que
ces expériences et leurs résultats pratiques ont
rencontré partout.

Au point de vue de leur vulgarisation, tout ce
travail est la preuve de la sanction donnée, tous

les ans, à ma dècouverte, par les innombrables gargariseurs de Cauterets.

Il ne me reste donc plus, avant de finir, qu'à remercier, ici, ceux de mes confrères qui me confient, tous les étés, la direction thermale de leurs malades.

Dédaigneux de critiques plus intéressées que sérieuses, dont mon *Etude du gargarisme laryngien* (1868) a fait depuis longtemps justice, j'ai été surpris d'en retrouver l'écho dans le *Nouveau Dictionnaire de Médecine et de Chirurgie pratiques*, publié sous la direction de M. le professeur JACCOUD. A l'article *déglutition* (1), une déplorable erreur matérielle m'attribue un texte falsifié dans lequel mes expériences sont absolument travesties, moyen commode assurément de les critiquer comme absurdes ; une rectification, insérée dans la *Gazette Hebdomadaire* (1869), est restée sans réponse ; que pouvait-on dire en présence des deux textes mis en regard ? Mais les Dictionnaires, même les plus importants, n'ont pas le monopole de l'opinion scientifique ; et si parfois, par l'impardonnable légèreté de quelque collaborateur,

____

(1) *Nouveau Dictionnaire de Médecine et de Chirurgie pratiques*, tome X, article *déglutition*, p. 773, Paris, 1869.

¡ls se font les propagateurs d'une science fausse et par cela même inacceptable, il reste toujours les ouvrages vraiment sérieux et spéciaux. C'est là, c'est à ces dépositaires fidèles, toujours soigneusement contrôlés et fournis aux sources originales, que les chercheurs et les vrais savants vont demander des documents immuables et que les besoins d'une polémique n'autorisent jamais à dénaturer.

Parmi ces œuvres, dont nul ne conteste l'autorité et qui ont absolument adopté mes expériences et leurs résultats, je me borne à citer celles de deux des plus éminents spécialistes contemporains pour la science du larynx et de ses maladies, à savoir, par ordre de date : M. le docteur MOURA (1) et M. le docteur MANDL (2).

Le récent et splendide volume de M. le docteur Charles FAUVEL, destiné surtout à la pathologie chirurgicale du larynx, n'avait pas à s'occuper des gargarismes. Le *Traité pratique des maladies du larynx* n'est que la première partie d'une œuvre considérable qui sera ultérieurement complétée par une deuxième partie

----

(1) MOURA. Mémoire sur l'acte de la déglutition, présenté le 30 juillet 1866, à l'Académie des Sciences de Pari .

(2) MANDL. *Traité pratique des maladies du larynx et du pharynx*. 1872. P. 359. Paris.

consacrée à la pathologie médicale de l'organe vocal. C'est là que la thérapeutique médicamenteuse du larynx conduira naturellement l'auteur à parler du gargarisme. Si j'en juge par le sympathique accueil dont j'ai toujours été publiquement honoré à la clinique laryngoscopique de la rue Guénégaud, le gargarisme laryngo-nasal peut s'attendre à une bonne place dans la partie médicale de l'ouvrage de M. le docteur Charles Fauvel.

TABLE DES MATIÈRES

Pages

Action générale du Gargarisme................... 5

Effet général du gargarisme sulfureux........... 7

PREMIÈRE PARTIE. — **Du gargarisme laryngien**........................ 11

Règle pratique du gargarisme laryngien......... 11

Exercice préparatoire à sec..................... 11

Premier gargarisme laryngien méthodique....... 14

Résumé....... 17

Du gargarisme laryngo-nasal.. 18

Règle pratique du gargarisme laryngo-nasal..... 18

Exercice préparatoire à sec..................... 18

Premier gargarisme laryngo-nasal méthodique... 24

Résumé..... 26

Surfaces atteintes par le gargarisme laryngo-nasal 28

DEUXIÈME PARTIE. — **Règle pratique spéciale aux eaux de Cauterets** 30

Sensations provoquées par le gargarisme sulfureux........................ 34

Effets curatifs du gargarisme laryngo-nasal...................... 38

De l'engine dite thermale. (Deux observations cliniques)........................ 38

Effets curatifs du gargarisme laryngo-nasal dans les cas spéciaux et difficiles................ 42

Pages

Observation de coriza chronique ulcéreux....... 44

Observation d'eczéma chronique des fosses nasales 46

Nécessité de la vulgarisation du gargarisme laryngo-nasal........................ 48

Observation de surdité catarrhale ancienne......

TROISIÈME PARTIE. — Historique de la méthode du Gargarisme laryngo-nasal.................. 53

Etude analytique des règles du gargarisme laryngo-nasal................. 60

PAU. — TYPOGRAPHIE VERONESE.

PRÉSERVATIFS

des affections du nez, de la gorge, des bronches et de la poitrine

PAR GLAIZE, PHARMACIEN

à AUXERRE.

NASALINE. ANTI-NICOTINE

Parmi beaucoup d'autres, deux causes surtout concourent au développement des affections ci-dessus.

L'une, qui atteint tout le monde, est le *coriza* (rhume de cerveau), inflammation qui commence dans le nez, gagne la gorge, les bronches et développe ou fait naître la laryngite, la bronchite, le catharre, l'athsme ou la pneumonie. Quinze années de recherches nous ont amené à la découverte d'un spécifique, la NASALINE, qui arrête de suite et guérit en très-peu de temps le coriza, ainsi que depuis sept années des milliers de personnes l'ont reconnu.

L'autre cause, particulière aux hommes, est la *fumerie*. Il est constaté par les médecins et par les fumeurs eux-mêmes que la fumée imprégnée de *nicotine* œdématie les muqueuses et les met dans une disposition morbide des plus accentuées ; cette disposition augmente encore quand les organes sont déjà affectés. Il est donc d'une importance extrême, pour ceux qui ne peuvent vaincre cette passion, de faire usage de l'ANTI-NICOTINE, préparation chimique qui arrête sûrement la nicotine et préserve le fumeur. Pour donner une idée de son action bienfaisante, il n'y a qu'à répéter la pensée d'un consommateur : *« il est surprenant que tous les médecins n'en conseillent pas l'usage. »* Le temps, qui sait donner raison à ceux qui ont été heureusement inspirés, se chargera sans doute de répondre.

Prix de la Nasaline, 1 fr.; de l'Anti-Nicotine, 1 fr. 50 & 60 c.
Dépôt à Paris, 25, rue Réaumur et dans les principales pharmacies.

PHARMACIE A. ÉMERY
54, rue Vacon, 54, Marseille

A. ÉMERY, Suc^r
54, r. Vacon
MARSEILLE

EAU de MÉLISSE des CARMES du Frère MATHIAS

à partir de 6 flac^s   1 fr.
GRAND FLACON   1 fr. 10

Malgré les droits actuels sur l'alcool
1 fr. 50 le flacon et 6 fr. les 6 flacons
CONTRE

Apoplexie, Vertiges, Vapeurs, Migraine, Maux de cœur, d'Estomac, Indigestions, Cholérine, etc.

ROSÉE DE VIE ET DE SANTÉ
OU
LIQUEUR DES CARMES

Merveilleuse contre les faiblesses d'estomac, les Aigreurs, les Renvois, les Coliques venteuses, etc.
Utile aux femmes fatiguées par l'époque critique.
2 fr. 50 la bouteille.

Contre   Rougeurs, Boutons

les affections   Gerçures

de la Peau   Démangeaisons

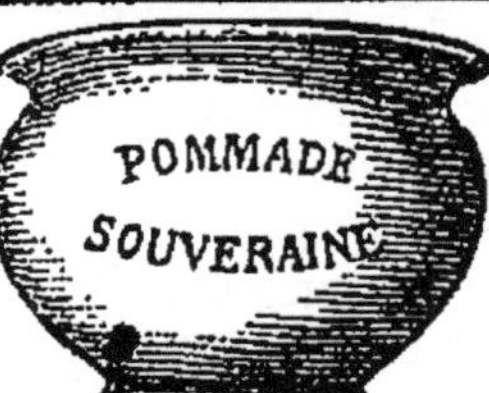

Indispensable au personnes dont la peau est délicate ; elle acquiert, par cet emploi, une fraîcheur remarquable.
1 fr. le Pot
A. EMERY, 54, Rue Vacon
MARSEILLE.

PAPIER ROYER

électro-magnétique

ELECTRISATION RÉVULSIVE ET PERMANENTE

COURANT LENT, MAIS CONTINU

Tous les praticiens reconnaissent les services que rend journellement la médication révulsive ordinaire, et plusieurs essais, plus ou moins heureux, ont été tentés pour faire servir l'électricité à cette énergique médication. Pénétré des avantages de cette association, un pharmacien de Paris, M. ROYER, après de nombreux essais, est arrivé à préparer un papier d'une application plus facile qu'un sinapisme et qui, du moment où il est mis en contact avec la peau, donne lieu à un courant électrique, comme pourrait le faire une machine des plus compliquées. La fabrication de ce papier est des plus ingénieuses; c'est, en réalité une petite pile, dont les éléments, au lieu d'être superposés, sont juxtaposés en rangées parallèles et linéaires, et se trouvent en outre mélangés avec des substances végétales irritantes, destinées à augmenter les effets de l'excitation électrique. La sueur qui se produit à la surface de la peau recouverte par le papier suffit, par son acidité, pour provoquer et entretenir le courant électrique.

Il est employé, avec succès dans *les rhumatismes aigus et chroniques, sciatiques, névralgies, lumbago, goutte, paralysies, faiblesses des membres, danse de St-Guy, crampes d'estomac, gastrites,* etc., dans les *grippes, bronchites, maladies des voies respiratoires* et *dans toutes les phlegmasies* aigues ou chroniques que caractérisent, comme lésion, l'inflammation d'un organe ou d'un tissu.

Des expériences récentes, entreprises à la salpétrière, par MM. les docteurs BURCK et CHARCOT, desquelles il résulte que les courants faibles ont plus d'effet que les piles à forte tension, sont la confirmation des avantages que l'on peut retirer de l'emploi de ce papier.

DÉPOT GÉNÉRAL :

Pharmacie ROYER, 225, rue St-Martin, à Paris,

MALADIES DE POITRINE

Médaille d'or.   Paris 1875.

GOUDRON VÉGÉTAL LE BEUF

La seule liqueur concentrée contenant

SANS ALTÉRATION NI MODIFICATION AUCUNE

tous les principes du goudron

Le **Goudron Le Beuf**, dit le savant professeur GUBLER, de la Faculté de médecine de Paris, possède l'avantage d'offrir, **sans altération** et sans perte, **l'ensemble** des principes actifs du goudron et de représenter conséquemment **toutes les qualités** de ce médicament complexe *(com. Thérap. du Codex, 2me édition, pages 167 et 314).*

Cette préparation est journellement prescrite par nos célébrités médicales dans les nombreuses affections qui réclament l'emploi du goudron :

Rhumes,
Bronchites et Laryngites chroniques,
Catharres pulmonaires et de la vessie,
Maladies de la peau, etc., etc.

Prix du flacon : **2** fr.

Une notice détaillée accompagne chaque flacon.

Dépôt à PARIS, 25, rue Réaumur, et dans toutes les pharmacies de France et de l'étanger. *(Se méfier des contrefaçons, exiger la signature de l'inventeur.)*

G. CAZAUX, LIBRAIRE-ÉDITEUR

PAU

Rue Préfecture, 3, en face l'Hôtel de la Préfecture

Succursale à Cauterets, 1, Rue de la Raillère

A. LEQUEUTRE : Guide de Cauterets avec un plan de la ville, une carte des Pyrénées centrales et une carte de la région du Mont-Perdu, de M. Franz Schrader, 1 vol. in-32. Broché, 2 fr.; relié .... 3 »

— Guide de Barèges, Saint-Sauveur, avec une carte géographique , etc. 1 vol. in-32 de 300 pages. Broché, 2 fr. ; relié................... 3 »

GUIDE DE PAU, avec une carte des environs et un plan de la ville, illustré (imprimé par Jouaust). 1 vol. in-32. Broché, 2 fr.; relié................... 3 »

Dr GUINIER : Le laryngoscope à Cauterets. 1 vol. in-8°, avec planches....................... 3 »

— Introduction à l'étude de l'hygiène, etc. 1 vol. in-8°........................... 2 »

— Essais de pathologie et clinique médicale. 1 fort vol. in-8°, 570 pages .... 8 »

D^r CH. MOINET : Des eaux thermales sulfureuses de Cauterets. 1 vol. in-8°, 300 pages...... ... 1 50

Dr SENAC-LAGRANGE : Cauterets, ses environs, ses montagnes, ses sources et leurs applications médicales, 1 fort vol. in-12...................... 3 »

Dr LAHILLONNE : Histoire des fontaines de Cauterets, et des variations de leur emploi. 1 vol. in-12.... 3 »

Journal de Cauterets : Littéraire, scientifique et médical, publiant la liste des étrangers ; hebdomadaire l'été, mensuel l'hiver. Abonnnements : un an....... 4 »

Photographies de Cauterets et des environs. Formats : 18/24, 13/18. Carte-album, stéréoscopique, carte-touriste; albums de toutes les dimensions et à tous prix.

PUBLICATIONS SUR LES PYRÉNÉES.